BEI GRIN MACHT SICH IHR
WISSEN BEZAHLT

- Wir veröffentlichen Ihre Hausarbeit,
  Bachelor- und Masterarbeit

- Ihr eigenes eBook und Buch -
  weltweit in allen wichtigen Shops

- Verdienen Sie an jedem Verkauf

**Jetzt bei www.GRIN.com hochladen
und kostenlos publizieren**

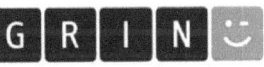

Bibliografische Information der Deutschen Nationalbibliothek:

Die Deutsche Bibliothek verzeichnet diese Publikation in der Deutschen National-
bibliografie; detaillierte bibliografische Daten sind im Internet über http://dnb.d-
nb.de/ abrufbar.

Impressum:

Copyright © 2019 GRIN Verlag
Druck und Bindung: Books on Demand GmbH, Norderstedt Germany
ISBN: 9783346015310

Dieses Buch bei GRIN:

https://www.grin.com/document/496477

Jakob Schwartz

Koffein. Geschichte, Wirkung, Effekte und gesellschaftliche Diskussion

Sollte für Koffein geworben werden dürfen?

GRIN Verlag

GRIN - Your knowledge has value

Der GRIN Verlag publiziert seit 1998 wissenschaftliche Arbeiten von Studenten, Hochschullehrern und anderen Akademikern als eBook und gedrucktes Buch. Die Verlagswebsite www.grin.com ist die ideale Plattform zur Veröffentlichung von Hausarbeiten, Abschlussarbeiten, wissenschaftlichen Aufsätzen, Dissertationen und Fachbüchern.

Besuchen Sie uns im Internet:

http://www.grin.com/

http://www.facebook.com/grincom

http://www.twitter.com/grin_com

Koffein – Geschichte, Wirkung, und Effekte

Inhaltsverzeichnis

1. Einführung

1.1 Das schwarze Gold - eine kurze Geschichte

Was haben Tee, Schokolade, Energy Drinks und Kaffee gemeinsam? Sie alle enthalten *Koffein*, die weltweit am meisten genutzte *psychoaktive Substanz* (Smith, Osborne, Mann, Jones, & White, 2004). 87% aller Kinder und Erwachsenen in den Vereinigten Staaten konsumieren regelmäßig Koffein (Frary et al, 2005). In Deutschland sind es 84% Millionen aller Menschen ab dem Alter von 14 Jahren, die regelmäßig Kaffee trinken, andere koffeinhaltige Getränke nicht mit eingerechnet (Kaffee in Zahlen, 2018). Weltweit werden jährlich sechs Millionen Tonnen Kaffee pro Jahr gehandelt, wodurch Koffein die weltweit meistgehandelte Droge wird (International Coffee Organization [ICO], 2006).

Die Wirkung von Koffein ist bereits seit Jahrtausenden bekannt - es fördert Wachheit, Konzentration und Antrieb. Der historische Ursprung der Substanz ist nicht ganz eindeutig, eine gute Möglichkeit ist der arabische und ostafrikanische Raum (The Roast and Post Coffee Company, 2006; National Geographic Society, 2006). Von dort durfte die als Droge und Heilmittel verkaufte Substanz durch den transkontinentalen Handel ihre positive Wirkung durch über ganz Eurasien hinweg beweisen (Weinberg & Bealer, 2002, p. 1-7).

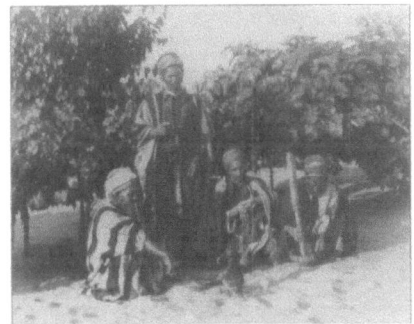

Es ist demnach nicht verwunderlich, dass die Begriffe *Koffein* oder *Kaffee*, sowie all ihre Formen in den europäischen Sprachen, ihren Ursprung im arabischen *qahwa* finden (übersetzt etwa: *jemandes Verlangen verringern*) – ein Begriff, der auf die Müdigkeit verringernde Wirkung der Substanz abspielt (Weinberg & Bealer, 2002, p.23).

Abbildung 1. Arabische Bauern an einer Kaffeeplantage in Ghaza, ca. 1885-1901. Bild aus: Album von Fotographien geschossen von Bonfils. Die Verarbeitungstechnik der Kaffeebohnen ist hier zu sehen. (Weinberg & Bealer, 2002, p. 23).

Die Ernte von Kaffeebohnen erfolgt jährlich, wobei verschiedene Methoden der Kaffeeverarbeitung existieren (ICO, 2006), auf die hier nicht weiter eingegangen wird. Wichtig ist, dass die Menge des Wirkstoffs Koffein von der Methode der Bohnenverarbeitung abhängig ist, sowie von Art der Kaffeebohne. Sie macht etwa einen Anteil von 1.01 bis 1.42% des Gesamtgewichts einer Kaffeebohne aus.

Koffein findet sich auch in den Blättern von Teepflanzen, dessen Nutzen seinen geschichtlichen Ursprung in China und Indien findet (Smith, Gupta, & Gupta, 2007, p. 21). Teeblätter beinhalten prozentuell weniger Koffein als Kaffeebohnen und Tee wird weltweit weniger konsumiert als Kaffee (Smith et al, 2007, p.22-23).

Durch die Verarbeitung der in Mittelamerika wachsenden Kakaobohnen wird koffeinhaltiges Kakaopulver produziert, woraus Schokolade hergestellt wird. Die ersten europäischen Schokoladehersteller, darunter Nestle, Mars, und Herschey, entstanden im 19. Jahrhundert und 20. Jahrhundert (Smith et al, 2007, p. 36-38). Der Koffeinanteil in Kakao ist um einiges geringer als in Kaffee oder Tee, wobei der genaue Anteil wegen der Geheimhaltung der Rezepte unbekannt bleibt (Barone & Roberts, 1984).

Soft und Energy Drinks beinhalten ebenfalls Koffein, welches durch die künstliche Beigabe verschiedener pflanzlicher Substrate ins Getränk kommt, wie beispielsweise die Kolanuss (Smith et al, 2007, p.31). Jedoch enthalten Energy Drinks eine Reihe von Substanzen, die auf unterschiedliche Weise psychoaktiv wirken können, darunter verschiedene Zucker, Ginseng, und Taurin.

Es ist offensichtlich, dass Koffein im Verlauf der Menschheitsgeschichte eine besondere Rolle als Konsummittel genommen hat, hergerührt aus seiner aktivierenden Wirkung. Um die neurochemischen Grundlagen zu verstehen, betrachten wir im nächsten Teil die molekulare Struktur von Koffein, die relevanten neuronalen Systeme sowie seine Wirkung in den besagten Systemen. Im Anschluss erkunden wir die verschiedenen kognitiven und psychomotorischen Effekte im Koffein und diskutieren rechtliche Implikationen im Kontext seiner psychischen Konsequenzen für den Konsumenten.

2. Neurochemie von Koffein

2.1 Allgemeine neurochemische Wirkung

Koffein (Abbildung 2 zeigt die molekulare Zusammensetzung) ist der potenteste Wirkstoff aus der Gruppe der *Xanthine*, eine Gruppe natürlich vorkommender *Alkaloide*. Nach dem Konsum wird Koffein schnell in den gastrointestinalen Trakt absorbiert (Magkos & Kavouras, 2005) und kann die Blut-Hirn-Schranke ohne weiteres passieren (Chen et al, 2010). Im Zentralnervensystem wirkt Koffein vor allem als *Adenosinantagonist* – es blockiert die

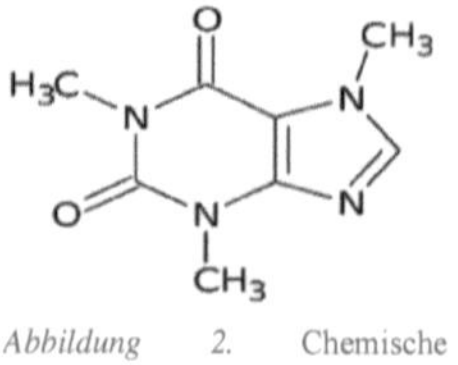

Abbildung 2. Chemische Zusammensetzung des Koffeinmoleküls. (Quelle: www.Wikiversity.org)

4

Adenosinrezeptoren (genauer die Rezeptoren A1 und A2A), ohne sie zu aktivieren, und reduziert so die Wirkung des Neurotransmitters (Chen et al, 2010).

A1-Rezeptoren sind im gesamten Gehirn zu finden, vor allem im Hippocampus, im Cortex, und im Thalamus (Ochiishi et al, 1999), und die A1-Rezeptoren in den Basalganglien sind mit Dopamin-D1-Rezeptoren colokalisiert (Chergui & Fredholm, 2005) – die Aktivierung von A1-Rezeptoren blockiert hier die stimulierenden Effekte aktiver D1-Rezeptoren (Ferré et al, 1998), und A1-Rezeptor-Blockade erhöht die Effekte der D1-Rezeptoren (Popoli et al, 1996).

A2A-Rezeptoren befinden sich vor allem in verschiedenen Nuclei der Basalganglien, colokalisiert mit D2-Rezeptoren (Johansson et al, 1993). Erhöhte A2A-Rezeptoraktivität reduziert den Effekt der D2-Rezeptoren und führt so zu einem erhöhten GABA-Ausstoß (Ferré et al, 1991).

Die blockierende Wirkung von Koffein auf die Adenosinrezeptoren fördert demnach die Aktivität der Dopaminrezeptoren – ein Punkt, der im Verlauf des Textes besonders relevant wird.

Die Wirkung von Koffein auf Adenosinrezeptoren wird auch durch eine mögliche, von den Autoren vorgeschlagene Interpretation der Ergebnisse von Lu et al (2016) bestätigt. In ihrer Studie nutzten sie eine fortgeschrittene Technik der funktionellen Magnetresonanztomographie (fMRT), um regionale Unterschiede cerebralen Blutflusses nach Koffeinkonsum zu untersuchen. Dabei haben die Autoren regionale Unterschiede in der Veränderung des cerebralen Blutflusses nach Koffeinkonsum gefunden – posteriore Areale wie der posteriore cinguläre Cortex oder der superiore temporale Cortex wiesen dabei einen langsameren Abstieg der Blutflusswerte im Vergleich zum Gesamtgehirn auf. Anteriore Regionen zeigten das gegenteilige Muster. Da A2A-Rezeptoren in posterioren Arealen möglicherweise gehäuft auftreten, könnte dies mit den regionalen Unterschieden des cerebralen Blutflusses zusammenhängen. Andere Erklärungsansätze, wie zum Beispiel bezüglich der kognitiven Effekte des Koffeins, wurden jedoch auch vorgeschlagen – so sind die posterioren Areale Teile des Default Mode Networks (einem Netzwerk von Gehirnregionen, die im passiven Zustand aktiv sind), welche nach den Autoren mit den Effekten von Koffein auf die Vigilanz erklären könnte.

Im Hypothalamus ausgeschüttetes Adenosin wirkt schlafinduzierend, indem es über GABA die Weck- und Wachzentren des Gehirns hemmt (Cajochen, 2009). Durch die antagonistische Wirkung von Koffein wird dieser schlafinduzierende Effekt reduziert und im Umkehrschluss die Wachheit aufrechterhalten bzw. erhöht. Die somit erzeugte generelle Wirkung von Koffein auf den Organismus lässt sich in den folgenden vier Punkten einteilen (Smith, 2002; Giesbrecht et al 2010):

1. Erhöhte Wachheit, reduzierte Müdigkeit
2. Erhöhte Performanz in Aufgaben, die Vigilanz benötigen
3. Fähigkeit, Koffeinkonsum abhängig der Notwendigkeit seiner positiven Effekte zu kontrollieren
4. Verbesserte Gedächtnisfähigkeiten

Um der Unteraktivität der Adenosinrezeptoren entgegenzusteuern, erhöht der Organismus mit der Zeit und bei langhaltigem, regelmäßigen Koffeinkonsum die Anzahl der Rezeptoren – so kommt es zur Koffeingewöhnung (Ferré, 2016). Bei anschließender Abstinenz zeigt sich die Wirkung von Adenosin aufgrund der erhöhten Rezeptorzahl verstärkt, und übliche Symptome sind neben Erschöpfung und Müdigkeit auch Kopfschmerzen, Stress, verringerte Wachheit, Depression, und Ängstlichkeit (Sigmon et al, 2009), wobei diese Symptome nach etwa einer Woche in der Regel verschwinden. In dem gleichen Zeitraum reduziert sich die Adenosinrezeptorzahl ebenfalls wieder zum Normalzustand (Ferré, 2016).

2.2 Das Mesostriatale Dopaminsystem und Koffein

Wie bereits im vorherigen Abschnitt erörtert, spielt Koffein eine Rolle im Zusammenhang mit dem (striatalen) Dopamin. Die generelle Funktion des Striatums im Zusammenhang mit nigrostriatalem Dopamin ist die Erhöhung der Erregung und motorischen Aktivität zur Durchführung zielgerichteten Verhaltens (Ungerstedt, 1971). Läsionen der nigrostriatalen Dopaminbahn führen hierbei (unter anderem) zu verringertem motivationalem Antrieb im Zusammenhang mit externen Stimuli, zum Beispiel in Bezug zur Nahrungsaufnahme (Ungerstedt, 1971; Marshall, Berios, & Sawyer, 1980). Weiterhin führt die Zunahme vieler psychoaktiver Substanzen – darunter Koffein und Kokain – zu einer erhöhten psychomotorischen Aktivität (Wise & Bozarth, 1987). Wise und Bozarth (1987) schlagen in diesem Kontext vor, dass die addiktive Wirkung psychoaktiver Substanzen mit einer Beeinflussung des nigrostriatalen Dopaminsystems zusammenhängt. Dopamin wird dann ausgeschüttet, wenn (z.B. auf einen Stimulus) ein positives, nicht vorhergesehenes Ereignis folgt – dieses ausgeschüttete Dopamin ist dabei assoziiert mit dem verstärkenden Effekt des Ereignisses (Schultz, 2002) und führt zu der Entwicklung von Annäherungsverhalten bezogen auf den Stimulus (Ferré, 2016). Psychoaktive Substanzen, welche die Dopaminaktivität positiv beeinflussen, führen somit zu einer psychomotorischen Aktivierung und Verstärkung von Annäherungsverhalten bezüglich des Konsums der Substanzen.

2.3 Die Adenosin-Dopamin-Rezeptorverschaltung

Es ist bereits einige Male angeklungen, dass die Aktivität der Adenosin- und Dopaminrezeptoren miteinander interagieren. Die Rezeptoren sind in Form eines Heterotetramers an den GABAergen striato-pallidalen Neuronen colokalisiert und modulieren somit simultan die Funktion dieser Neuronen (Ferré et al, 1993). Für die Interaktion ist eine allosterische Hemmung zwischen A2A-Agonisten und -Antagonisten von Bedeutung, welche gleichzeitig an den Rezeptor binden (Ferré, 2016), wobei Koffein die entscheidende Antagonistenrolle übernehmen kann. Die Interaktion der Rezeptoren spielt sich dabei in der Relation ihrer Aktivitäten ab: eine stärkere relative A2A-Aktivität führt zu erhöter, eine stärkere relative D2-Aktivität zu verringerter neuronaler Aktivität. Durch die inhibitorische Wirkung dieser GABAergen Neurone verringert sich die psychomotorische Aktivität. Dieser Prozess scheint eine zentrale neurophysiologische Grundlage der Wirkung des Koffeins zu sein (Ferré, 2016). Eine bildhafte Zusammenfassung dieser Mechanismen ist in Abbildung 3 dargestellt.

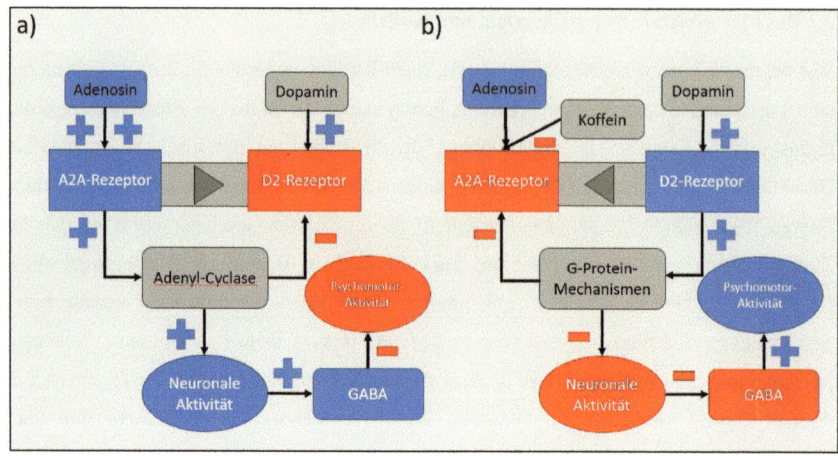

Abbildung 3. Die Abbildung zeigt die Aktivität des A2A-D2-Rezeptor-Heterotetramers abhängig der relativen Aktivitäten der jeweiligen Rezeptoren zueinander. A) Bei erhöhter Adenosin- im Vergleich zur Dopaminaktivität sind die A2A-Rezeptoren im relativ zu D2-Rezeptoren stärker aktiv (dargestellt am Dreieck zwischen den Rezeptoren). Dies führt zu Adenyl-Cyclase-Aktivität innerhalb der Zelle, welche die D2-Rezeptorenakvität weiter unterdrückt. Gleichzeitig erhöht sich so die generelle Aktivität der Nervenzelle und damit der GABA-Projektion, welche inhibierend auf die generelle psychomotorische Aktivität führt. B) Durch die Wirkung von Koffein als A2A-Rezeptor-Antagonist wirkt die Aktivierung der Rezeptoren durch Adenosin blockiert. Dies führt zu einer relativ stärkeren D2-Rezeptoraktivität, welche (unter anderem) durch G-Protein-Mechanismen zu weiterer Inhibiton der A2A-Rezeptoren führt. Außerdem wird dadurch die Aktivität der GABAergen Neuronen inhibiert, weniger GABA wird projiziert und die psychomotorische Aktivität wird nicht unterdrückt. Auf diese Weise führt Koffein zu erhöhter psychomotorischer Aktivität (nach den Informationen von Ferré, 2016).

3. Effekte von Koffeinkonsum

Nachdem wir die Wirkung von Koffein untersucht haben, betrachten wir im Folgenden die Vielfalt der kognitiven, affektiven und behavioralen Konsequenzen des Koffeinkonsums. Eine Zusammenfassung der Effekte ist in Tabelle 1 zu finden.

3.1 Kurz- und mittelfristige Effekte

Neben den oben beschriebenen generellen wachheitserhöhenden Effekten des Koffeins gibt es eine Reihe spezifischer Effekte, die in diesem Abschnitt genauer erörtert werden.

Koffein und Aufmerksamkeit. Bei geringen Dosen Koffein (bis zu 200mg) wirkt Koffein mit steigender Dosierung zunehmend die Aufmerksamkeit und exekutive Prozesse fördernd (Brunyé, Mahoney, Lieberman, & Taylor, 2010), in sowohl einfachen wie komplexen Aufgaben (Einöther & Giesbrecht, 2012). Franca, Takahashi, Cunha, & Prediger (2018) schlagen weiterhin vor, dass Koffein ein förderliches Mittel bei Aufmerksamkeits-Defizit-Hyperaktivitäts-Störung (ADHS) sein kann.

Koffein und Schlaf. Adenosin hat eine schlafinduzierende Wirkung, welche durch Koffein unterdrückt wird. Indirekt führt Koffein so zu einer Erhöhung der Aktivität noradrenerger Neurone im locus coeruleus, welche über das aufsteigende retikuläre aktivierende System (ARAS) eine zentrale Rolle in der Aufrechterhaltung des Wachheitszustands spielen (Grant & Redmond, 1982). Interessanterweise führt der kurzfristige Konsum koffeinhaltigen Kaffees auch in größeren Mengen jedoch nicht zu erwarteten reduzierten Schlafzeit assoziiert (Sanchez-Ortuno et al, 2005).

Koffein, Stimmung und Ängstlichkeit. Geringe Koffeindosen (bis zu 200mg) führen zu einer Erhöhung der Stimmung und Arbeitsmotivation (Casas et al, 2004), und können sogar die Effekte 36 Stunden langer Schlafdeprivation auf die Stimmung negieren (Patat et al, 2000) – diese Wirkung zeigt sich also auch in aversiven Situationen. Höhere Koffeindosen erzeugen jedoch Angstsymptome und Ängstlichkeit (Hughes, 1996). Dieser Effekt ist verstärkt bei Probanden, die nicht regelmäßig Koffein konsumieren (Uhde, 1990), sowie in Probanden mit höherer Trait-Ängstlichkeit (Nehlig & Debry, 1994).

3.2 Effekte langfristigen Konsums

Die meisten koffeinrelevanten Laborstudien untersuchen lediglich die kurzfristigen Effekte des Koffeinkonsums. Der Großteil der Gesellschaft konsumiert Koffein jedoch regelmäßig. Da regelmäßiger Koffeinkonsum zu neurophysiologischen Veränderungen in den Wirkregionen führt (Ferré, 2016), ist zu erwarten, dass er auch langfristige Effekte auf die Kognition und Gesundheit des Organismus hat. Diese werden hier zusammengefasst:

Koffein und Depression. Koffeinkonsum korreliert positiv mit depressiven Symptomen (Rihs, Muller, & Baumann, 1996) und negativ mit Suizidalität (Kawachi et al, 1996). Eine aktuelle Metaanalyse von observationalen Studien findet hingegen eine negative Korrelation zwischen Koffein und Depressionsrisiko (Wang, Shen, Wu, & Zhang, 2016). Die kausalen Zusammenhänge zwischen Koffein und Depression sind jedoch unklar. Außerdem sind Zusammenhänge mit anderen Substanzen als Koffein und Derpressionsrisiko möglich – beispielsweise haben in Kaffee beinhaltete Säuren antiinflammatorische Wirkungen (Dos Santos et al, 2006), während Entzündungen mit Depression assoziiert werden (Bufalino et al, 2013).

9

Koffein und Herzkreislaufstörungen. Kurzfristige Effekte von Koffeinkonsum auf die kardiovaskuläre Funktion umfassen in erster Linie sympathische Erregung in Form von erhöhter Herzrate (Palatini, Benetos, & Julius, 2006). Daher ist die Annahme naheliegend, dass langfristiger Konsum auch mögliche Folgen auf die kardiovaskulären Funktionen hat. Nach einem systematischen Review sowie einer Metaanalyse von Ding et al (2014) kann ein nichtlinearer Zusammenhang zwischen dem Risiko von Herzkreislaufstörungen und Koffeinkonsum beobachtet werden – dabei ist moderater Koffeinkonsum mit verringertem Risiko assoziiert, während niedriger und hoher Konsum jeweils nicht mit dem Risiko korrelieren.

Koffein und Krebsrisiko. Ein negativer Zusammenhang besteht zwischen regelmäßigem Koffeinkonsum und dem Risiko von Brustkrebs (Ganmaa et al, 2008), Gebärmutterhalskrebs (Jordan, Purdie, Green, & Webb, 2004), und zwischen verschiedenen Formen von Krebs und dem Konsum von Tee, nicht aber Kaffee (Hashibe et al, 2015). Andere Studien finden jedoch auf positive Zusammenhänge, wie ein erhöhtes Brustkrebsrisiko durch Koffeinkonsum bei Frauen mit leichter Brusterkrankung (Ishtani et al, 2008). Eine aktuelle Metaanalyse von Bamia et al (2019) findet keinen Zusammenhang zwischen Koffeinkonsum und Krebsrisiko. Im Großen und Ganzen ist der Zusammenhang zwischen Koffeinkonsum und Krebsrisiko also unklar.

Koffein und Stress. Kurzfristiger Koffeinkonsum führt, wie oben beschrieben, zu körperlicher Erregung und kann Ängstlichkeitssymptome erzeugen bzw. fördern. Langfristiger Koffeinkonsum kann in Laborratten hingegen eine antidepressive Wirkung bei chronischem unvorhersehbarem Stress (CUS) induzieren – also depressiven Symptome bei sechswöchiger CUS-Aussetzung entgegendrücken (Pechlivanova et al, 2012). Die Effekte von regulärem Koffeinkonsum auf Stress beim Menschen ist unklar, wobei akuter Koffeinkonsum den Abfall des Stresshormons Cortisol behindern kann (Gavrieli et al, 2011).

Koffein und psychotische Symptomatik. Einzelfälle deuten darauf hin, dass akuter Konsum großer Mengen von Koffein psychotische Symptome hervorrufen kann (koffein-induzierte Psychose; Hedges, Woon, & Hoopes, 2014; Jones & Fernyhough, 2009; Wang, Woo, Bahk, 2015). Außerdem kann Koffeinkonsum die psychotische Symptomatik schizophrener Patienten erhöhen (Lucas et al, 1990). Eine Langzeitstudie fand jedoch einen möglichen konfundierenden Effekt durch Nikotinkonsum von Koffein auf schizophrene Symptomatik (Arrojo-Romero, Barbazán, Morinigo, Ramos-Rios, & Gurpegui, 2015). Der Zusammenhang zwischen Koffein und Psychose ist daher nicht eindeutig.

Alterseffekte. Koffein wird als einzige psychoaktive Substanz weltweit ohne Alterseinschränkungen verkauft (Kaffee in Zahlen, 2018). Daher ist es von Bedeutung, Besonderheiten der Koffeinwirkung bei Kindern und Jugendlichen zu betrachten. Bereits frühere Studien weisen darauf hin, dass die Performanz fördernden Effekte von Koffein auch bei Kindern beobachtet werden, und dass jüngere Probanden mehr subjektive Effekte (Wachheit, Fokus) berichten als Ältere (Bernstein et al, 1994; Swift, Tiplady, 1988). Langfristiger Konsum hingegen kann sich negativ auf das Schlafverhalten von Kindern auswirken und somit das Verhalten negativ beeinflussen (Aepli, Kurth, Tesler, Jenni, & Huber, 2015; Watson, Banks, Coates, & Kohler, 2017). Vor allem größere Mengen von Koffein können in bestimmten Subgruppen von Kindern physiologische Beschwerden und Stresssymptomatik hervorrufen (Temple, 2019). Auf neurochemischer Ebene sind diese Zusammenhänge unklar, wobei adaptive, strukturelle Veränderungen durch Koffeinkonsum die Entwicklung und Reifung des Gehirns langfristig beeinflussen könnten.

3.3 Energy Drinks und Gesundheit

Weiterhin untersuchten Al-Shaar et al (2017) in einem Review die gesundheitlichen Zusammenhänge mit dem Konsum von Energy Drinks. Eine Zusammenfassung ihrer Befunde ist in Tabelle 1 zu sehen und wird daher hier nicht erneut zusammengefasst. Es ist jedoch hervorzuheben, dass die meisten beobachteten Effekte negativ sind (z.B. erhöhte Risikobereitschaft und Aggressivität, erhöhte negative psychische Symptomatik, medizinische Folgen wie schlechte Zahnhygiene). Weiterhin zeigte ein Übersichtsartikel von Richards und Smith (2016) ebenfalls positive Zusammenhänge zwischen dem Konsum von Energy Drinks und psychischer Symptomatik. Hierbei sollte jedoch beachtet werden, dass die in den Reviews zitierten Studien zum einen korrelative Zusammenhänge untersucht haben, wodurch keine kausale Interpretation möglich ist. Zweitens beinhalten Energy Drinks eine Reihe weiterer Wirkstoffe, darunter, neben verschiedenen Zuckern, Taurin und Ginseng. Auch wenn die Ergebnisse auf gesundheitliche Risiken von Energy Drinks hinweisen, sind kausale Interpretationen zwischen Koffeinkonsum und den beobachteten Effekten nicht möglich.

Tabelle 1. Zusammenfassung der kurzfristigen und langfristige Effekte von Koffeinkonsum, sowie Zusammenhänge zwischen dem Konsum von Energy Drinks und verschiedenen Variablen, entnommen aus dem Review von Al-Shaar et al, 2017).

Kurzfristige Effekte von Koffeinkonsum	Langfristige Effekte von Koffeinkonsum	Zusammenhänge mit Konsum von Energy Drinks (nach Al-Shaar et al, 2017)
Induktion von Wachheit (Smith, 2002)	Korrelation mit depressiven Symptomen (Rihs, Muller, & Baumann, 1996)	Erhöhtes Risikoverhalten (Substanzmissbrauch, Aggressivität)
Dosisabhängige Erhöhung der Aufmerksamkeit (Einöther & Giesbrecht, 2012)	Negative Korrelation mit Suizidalität (Kawachi et al, 1996)	Negative psychische Gesundheit (Stress, Angst, Depression, geringe akademische Leistung)
Reduktion von Schläfrigkeit (Roehrs & Roth, 2008)	Reduziertes Risiko von Herzkreislaufstörungen (Ding et al, 2014)	Negative kardiovaskuläre Effekte (Blutdruck, Herzrate)
Erhöhte Stimmung und Arbeitsmotivation (Casas et al, 2004)	Reduziertes Krebsrisiko (Ganmaa et al, 2008; Jordan et al, 2004); bzw. keine Assoziation zwischen Koffein und Krebsrisiko (Bamia et al, 2019)	Neagtive metabolische, dentale und renale Effekte (Übergewicht, Typ-2-Diabetes, Zahnverfall, renale microvaskuläre Schäden)
Induktion von Ängstlichkeit in hohen Dosen (Hughes, 1996)		
	Reduktion depressiver Symptome in langanhaltenden Stresssituationen (Pechlibanova et al, 2012)	Andere Effekte (Schlafstörungen, Müdigkeit, Kopfschmerzen, Übelkeit, Magenirritation)
	Induktion oder Verschlimmerung psychotischer Symptomatik (Hedges et al, 2014; Lucas et al, 1990)	
	Gestörtes Schlafverhalten in Kindern (Aepli et al, 2015; Watson et al, 2017)	

3.4 Gesundheitliche und rechtliche Bedenken

Im Großen und Ganzen scheint Koffein eine neutrale bis positive Wirkung auf die Gesundheit zu haben – dies zeigte auch ein Umbrellareview mit 201 Metaanalysen (Poole et al, 2017). Jedoch können weitere Inhaltsstoffe in koffeinhaltigen Getränken negative gesundheitliche Folgen aufweisen. Da Koffein zudem direkt im Belohnungszentrum wirkt, ist das Abhängigkeitspotenzial der Substanz im Hinterkopf zu behalten. Diese beiden Punkte sowie daraus folgende rechtliche Bedenken werden in den folgenden Abschnitten diskutiert.

3.5 Koffeinhaltige Konsumgüter und Gesundheit

Wie bereits erwähnt, fanden zwei Übersichtsartikel Zusammenhänge zwischen dem Konsum von Energy Drinks und negativen gesundheitlichen Symptomen. Einige der von Al-Shaar et al (2017) beobachteten Korrelationen gehen über die Gesundheit hinaus und weisen stattdessen auf schlechte akademische Leistungen und erhöhtes Risikoverhalten hin. Auch wenn die Kausalitäten unklar sind, weisen diese Befunde dennoch darauf hin, dass der Konsum von Energy Drinks vor allem für Kinder und Jugendliche negative Folgen haben kann. Außerdem weisen die Autoren auf ein Dehydrationsrisiko durch den Trend hin, Energy Drinks mit Alkohol zu vermischen. Diese Mischung trägt zudem die Gefahr mit sich, dass Koffein durch seine verstärkende Wirkung die Entwicklung von Missbrauchsverhalten und Abhängigkeit von Alkohol fördern kann.

3.6 Koffein und Abhängigkeit

Eine wesentliche Sorge in der Debatte über die gesundheitlichen Folgen von Koffein ist ein damit assoziiertes Abhängigkeitsrisiko. Wie bereits erwähnt, führt regelmäßiger Koffeinkonsum zu strukturellen Veränderungen im Gehirn. Außerdem führt Koffein zu konsumverstärkenden neurochemischen Veränderungsprozessen, die denen der klinischen Abhängigkeit vieler Drogen entspricht (Ferré, 2016). *Koffeinentzug* ist inzwischen eine von der American Psychology Association (2013) akzeptierte Diagnose, und Koffeinabhängigkeit wird als mögliche Diagnose im DSM-5 diskutiert. Im ICD-10 (2015) hingegen werden sowohl akute Koffeinvergiftung wie auch eine chronische Abhängigkeit von Koffein unter dem Begriff *Coffeinismus* zusammengefasst.

Jenseits seiner generellen addiktiven Wirkung kann Koffein die Vulnerabilität für Abhängigkeiten von anderen Substanzen durch Kreuzsensitivierung fördern (Ferré, 2016). Dies wurde vor allem im Zusammenhang mit Kokain und Amphetaminen untersucht (Justinova et al, 2009). Dieser Effekt gewinnt seine Relevanz unter der Berücksichtigung, dass Koffein oft mit anderen psychoaktiven Substanzen wie Alkohol, Kokain, oder Amphetamine gemischt wird (Al-Shaar et al, 2017; Seely et al, 2013). Zudem kann Koffein die toxischen Effekte anderer psychoaktiver Substanzen wie 3,4-Methylendioxy-N-methylamphetamin (MDMA) verstärken (Khairnar et al, 2010).

Auf diese Weise hat Koffein nicht nur direkte addiktive Effekte, sondern fördert auch die Abhängigkeitsentwicklung sowie die aversiven Effekte anderer psychoaktiver Substanzen. Die Implikationen für die rechtlichen Rahmenbedingungen des Koffeinkonsums werden nun diskutiert.

3.7 Gesellschaftliche Bedenken

Wie zuvor erwähnt, ist Koffein nicht nur die weltweit meistkonsumierteste psychoaktive Substanz, sondern wird ohne Regelungen an Menschen aller Altersgruppen verkauft (Kaffee in Zahlen, 2013). Auch wenn die gesundheitlichen Auswirkungen von Koffein im Großteil nicht negativ sind, ist der Verkauf von Koffein im Kontext bestimmter Mixgetränke sowie der Verkauf an Kindern und Jugendliche mit Schwierigkeiten verbunden. Die (positiven wie negativen) Wirkungen von Koffein sind bei Kindern und Jugendlichen verstärkt, und langfristige Effekte regelmäßigen Konsums auf die Gehirnentwicklung sind noch unerforscht. Da jedoch einige psychoaktive Substanzen, wenn von Minderjährigen konsumiert, zu Abweichungen von der normalen Gehirnentwicklung führen können (z.B. Alkohol, Cannabinoide und Kokain; Breit, Zamudio, & Thomas, 2019; Bava & Tapert, 2010), sind mögliche Effekte durch Koffein nicht auszuschließen. Effekte von Koffeinkonsum auf infantile Gehirne sind beobachtet worden, sowohl bei Nagetieren (Silva et al, 2013) als auch bei Menschen (Doyle et al, 2010), wenngleich diese Befunde nicht auf adoleszente Gehirne übertragbar sind.

Ein wichtiger Punkt ist der beobachtete Zusammenhang zwischen dem Konsum koffeinhaltiger Getränke und erhöhtem Risikoverhalten in Kindern und Jugendlichen (Al-Shaar et al, 2017) im Kontext der Wirkung von Koffein. Da Koffein zudem eine konsumverstärkende Wirkung besitzt (Ferré, 2016) und die Impulskontrolle von Kindern und Jugendlichen weniger ausgereift ist (Casey, Jones, & Hare, 2008), besteht schlussfolgernd die Gefahr unkontrollierten Koffeinkonsums, welche sich beispielsweise in Form von chronischem Konsum oder Überdosierung zeigen kann. Vor allem Letzteres hat vorzeigbar negative gesundheitliche, unter Umständen fatale Konsequenzen (Jabbar & Hanly, 2013; Wang, Woo, Bahk, 2015). Es existieren keinerlei rechtliche Rahmenbedingungen, die den Koffeinkonsum bei Kindern und Jugendlichen im Falle exzessiven Konsums einschränken können. Dies gewinnt weitere

Relevanz durch das aggressive Energy-Drink-Marketing mit einem Fokus auf Kinder und Jugendliche (Al-Shaar et al, 2017, United States Census Bureau, 2019).

Wäre es rechtlich sinnvoll, eine Altersbeschränkung für Energy Drinks oder koffeinhaltige Getränke generell einzuführen? Argumente, welche die Altersbeschränkung für andere psychoaktive Substanzen wie Nikotin und Alkohol stützen (dazu gehört nicht nur der Verkauf an, sondern der Konsum durch Kinder und Jugendliche), beziehen sich in erster Linie nicht auf das Suchtpotenzial, sondern auf die akuten wie chronischen toxischen Effekte der Mittel und damit der Gefährdung der Entwicklung (§9 JuSchG; Erklärung des Gesetzes ist in Gesetzentwurf BT-Drs. 14/089 (2002) zu finden, wobei sich die Abgeordneten auf eine Studie seitens des Bundesministeriums von Cremer (1983) beziehen. Weitere Gründe sind fatale Folgen durch alkoholisiertes Fahren sowie Kinder betreffende Krankheiten bei Alkoholkonsum während der Schwangerschaft. Das Gesetz verbietet außerdem die Freigabe von Werbefilmen zu Alkohol für Kinder und Jugendliche unter 16 Jahren). Derartige Gesundheitsrisiken sind für Koffein nicht bekannt. Im Gegenteil – die Substanz scheint eher positive Effekte auf die Gesundheit zu haben. Die Ausnahme bilden Energy Drinks, dessen negative Zusammenhänge mit der Gesundheit jedoch größtenteils nur korrelativ erfasst wurden (Al-Shaar et al, 2017; Richards & Smith, 2016; Seifert, Schaechter, Hershorin, & Lipshultz, 2011). Vor allem die Gesundheitsrisiken von dem Konsum von Energy Drinks mit Alkohol sind gut untersucht (Breda et al, 2014). Um jedoch die Kriterien einer rechtlichen Altersbeschränkung zu erfüllen, müsste die Forschung mehr Fokus auf die kausale Beziehung zwischen dem Konsum von Energy Drinks und der Gesundheit untersuchen. Alternativ kann rechtspolitisch eine Erneuerung des Jugendschutzgesetzes erfolgen, um prinzipiell den Verkauf aller Substanzen mit einem Mindestalter zu beschränken, die eine nachweisbar addiktive Wirkung besitzen. Dies wäre vor allem in Anbetracht davon sinnvoll, dass Kinder und Jugendliche über eine geringere Impulskontrolle verfügen, was die Wahrscheinlichkeit einer Abhängigkeitsentwicklung erhöht. Doch um eine Regelung aufbauend auf solcher Argumentation einzuführen, müssten ausführlichere, deutschlandweite empirische Untersuchungen anklingen.

4. Schlusswort

Inzwischen sollte deutlich geworden sein, weswegen Koffein die weltweit am meisten genutzte psychoaktive Substanz ist, sowie die einzige, die ohne Altersbeschränkung verkauft wird. Vor allem im Vergleich anderer psychoaktiver Substanzen weist Koffein auffallend wenig negative Effekte auf. Zum einen sind die akuten Effekte der Substanz förderlich für Stimmung, Leistung und Arbeitsmotivation, was sich in Leistungsgesellschaften auszahlt. Auch die addiktive Wirkung der Substanz ist im Vergleich zu anderen Substanzen gering, da die Entzugserscheinung milde ausfallen und nach einer Woche Abstinenz die Abhängigkeit abklingt. Auch wenn rechtliche Regelungen für Koffein in diesem Kontext unangebracht wären, sind doch einige Punkte bezüglich seines Konsums zu beachten. Zum einen kann der Konsum erhöhter Dosen Risiken mit sich bringen, vor allem für bestimmte Gruppen wie Menschen mit Angst- oder psychotischen Symptomen. Zum anderen sind die langfristigen Effekte von Koffeinkonsum auf die neuronale Entwicklung von Kindern und Jugendlichen weitgehend unbekannt. Auch die verringerte Impulskontrolle in dieser Alterspanne ein Risikofaktor für die Entwicklung einer Abhängigkeit. Dies impliziert die Notwendigkeit möglicher Regelungen für an Kindern und Jugendlichen gerichtete Werbung, Aufklärungen über die addiktive Wirkung von Koffein (auch im Kontext anderer psychoaktiver Substanzen), sowie generell für weitere Forschung – sowohl im Bereich des Einflusses des Koffeins auf das sich entwickelnde Gehirn, als auch in der kausalen Wirkung zwischen koffeinhaltigen Getränken und möglichen negativen gesundheitlichen Folgen. Auch wenn Koffein nicht grundlos schon seit Jahrtausenden als schwarzes Gold bekannt ist, sollten seine dunkleren Seiten nicht unterschätzt werden.

5. Literatur

Aepli, A.; Kurth, S.; Tesler, N.; Jenni, O.G.; Huber, R. Caffeine Consuming Children and Adolescents Show Altered Sleep Behavior and Deep Sleep. *Brain Sci.* 2015, *5*, 441-455.

Al-Shaar, L., Vercammen, K., Lu, C., Richardson, S., Tamez, M., & Mattei, J. (2017). Health Effects and Public Health Concerns of Energy Drink Consumption in the United States: A Mini-Review. *Frontiers in public health, 5,* 225. doi:10.3389/fpubh.2017.00225

American Psychiatry Association (2013) Diagnostic and statistical manual of mental disorders. 5th ed

Arrojo-Romero, M, Armas Barbazán, C, López-Moriñigo, JD, Ramos-Rios, R, Gurpegui, M, Martinez-Ortega, JM, et al. Caffeine consumption in a long-term psychiatric hospital: tobacco smoking may explain in large part the apparent association between schizophrenia and caffeine use. *Schizophr Res* 2015; 164: 234–41

Bamia, C., Turati, F., Guha, N., can den Brandt, P., Looms, D., Ferraroni, M., La Vecchia, C., Tavani, A., & Guercio, V. (2019). The role of coffee consumption in breast and ovarian cancer risk: updated meta-analyses. *Epidemiology biostatistics and public health* 16.

Barone J.J., Roberts H. (1984) Human Consumption of Caffeine. In: Dews P.B. (eds) Caffeine. Springer, Berlin, Heidelberg

Bava, S., & Tapert, S. F. (2010). Adolescent brain development and the risk for alcohol and other drug problems. *Neuropsychology review, 20*(4), 398–413. doi:10.1007/s11065-010-9146-6

Bernstein GA, Carroll ME, Crosby RD, Perwien AR, Go FS, Benowitz NL. Caffeine effects on learning, performance, and anxiety in normal school-age children. J Am Acad Child Adolesc Psychiatry. 1994; 33:407–15

Breda, J. J., Whiting, S. H., Encarnação, R., Norberg, S., Jones, R., Reinap, M., & Jewell, J. (2014). Energy drink consumption in europe: a review of the risks, adverse health effects, and policy options to respond. *Frontiers in public health, 2,* 134. doi:10.3389/fpubh.2014.00134

Bufalino, C., Hepgul, N., Aguglia, E., & Pariante, C.M. (2013). The role of immune genes in the association between depression and inflammation: A review of recent clinical studies.

Bundestags Drucksachen 14/089 (2002). Entwurf eines Gesetzes zur Änderung des Gesetzes zum Schutze der Jugend in der Öffentlichkeit (Jugendschutzgesetz – JÖSchG)

Breit, K.R., Zamudio, B., & Thomas, J.D. (2019). The effects of alcohol and cannabinoid exposure during the brain growth spurt on behavioral development in rats. *Birth defects research.*

Brunyé, Tad & Mahoney, Caroline & R Lieberman, Harris & Giles, Grace & Taylor, Holly. (2010). Acute caffeine consumption enhances the executive control of visual attention in habitual consumers.

Casas, M., Ramos–Quiroga, J., Prat, G., & Qureshi, A. (2004). Effects of coffee and caffeine on mood and mood disorders. In A. Nehlig (Ed.) *Coffee, tea, chocolate and the brain* (pp. 73–83). Boca Raton, FL: CRC Press.

Chen, X., Ghribi, O., & Geiger, J. D. (2010). Caffeine protects against disruptions of the blood-brain barrier in animal models of Alzheimer's and Parkinson's diseases. *Journal of Alzheimer's disease : JAD, 20 Suppl 1*(Suppl 1), S127–S141. doi:10.3233/JAD-2010-1376

Coffee consumption and health: umbrella review of meta-analyses of multiple health outcomes.

Gefährdung durch alkohol – die situation in der Bundesrepublik Deutschland. *Drug and Alcohol Dependence* 11.

Ding, M., Satija, A., Bhupathiraju, S. N., Hu, Y., Sun, Q., Han, J., ... Hu, F. B. (2015). Association of Coffee Consumption With Total and Cause-Specific Mortality in 3 Large Prospective Cohorts. *Circulation, 132*(24), 2305–2315. doi:10.1161/CIRCULATIONAHA.115.017341

Doyle, L.W., Cheong, J.L., Hunt, R.W., Lee, K.J., Thompson, D.K., Davis, P.G., Rees, S., Anderson, P.J., & Inder, T.E. (2010). Caffeine and brain development in very preterm infants. *Annals of neurology, 68 5,* 734-42 .

Einöther, S. & Giesbrecht, T. (2012). Caffeine as an attention enhancer: Reviewing existing assumptions. Psychopharmacology. 225. 10.1007/s00213-012-2917-4.

Ferré S, von Euler G, Johansson B, Fredholm BB, Fuxe K (1991) Stimulation of high-affinity adenosine A2 receptors decreases the affinity of dopamine D2 receptors in rat striatal membranes. Proc Natl Acad Sci U S A 88:7238–7241

Ferré S, O'Connor WT, Fuxe K, Ungerstedt U (1993) The striopallidal neuron: a main locus for adenosine-dopamine interactions in the brain. J Neurosci 13:5402–5406

Ferré S, Fredholm BB, Morelli M, Popoli P, Fuxe K (1997) Adenosinedopamine receptor-receptor interactions as an integrative mechanism in the basal ganglia. Trends Neurosci 20:482–487

Ferré, S. (2016). Mechanisms of the psychostimulant effects of caffeine: Implications for substance use disorders. Psychopharmacology. 233. 10.1007/s00213-016-4212-2.

França, A., Takahashi, R., A. Cunha, R., & Prediger, D. (2018). Promises of Caffeine in Attention-Deficit/Hyperactivity Disorder: From Animal Models to Clinical Practice. Journal of Caffeine and Adenosine Research. 8. 10.1089/caff.2018.0016.

Frary, D.C., Johnson, R. & Qi Wang, M. (2005). Food sources and intakes of caffeine in the diets of persons in the United States. J Am Diet Assoc 105, 110-113. Journal of the American Dietetic Association. 105. 110-3. 10.1016/j.jada.2004.10.027.

Ganmaa, Davaasambuu & Willett, Walter & Li, Tricia & Feskanich, Diane & van Dam, Rob & Lopez-Garcia, Esther & J Hunter, David & Holmes, Michelle. (2008). Coffee, tea, caffeine and risk of breast cancer: A 22-year follow-up. International journal of cancer. Journal international du cancer. 122. 2071-6. 10.1002/ijc.23336.

Gavrieli, A., Yannakoulia, M., Fragopoulou, E., Margaritopoulos, D., Chamberland, J.P., Kaisari, P., Kavouras, S.A., & Mantzoros, C.S. (2011). Caffeinated coffee does not acutely affect energy intake, appetite, or inflammation but prevents serum cortisol concentrations from falling in healthy men. *The Journal of nutrition, 141 4*, 703-7 .

Giesbrecht, T., Rycroft, J.A., Rowson, M.J. & De Bruin (2010) The combination of L-theanine and caffeine improves cognitive performance and increases subjective alertness, Nutritional Neuroscience, 13:6, 283-290, DOI: 10.1179/147683010X12611460764840

Grant SJ, Redmond DE. Methylxanthine activation of noradrenergic unit activity and reversal by clonidine. European Journal of Pharmacology. 1982;85:105–109.

Hashibe, M., Galeone, C., Buys, S.S., Gren, L.H., Boffetta, P., Zhang, Z., & Vecchia, C.L. (2015). Coffee, tea, caffeine intake, and the risk of cancer in the PLCO cohort. *British Journal of Cancer*.

Hedges, D. W., Woon, F. L., & Hoopes, S. P. (2009). Caffeine-induced psychosis. *CNS Spectrums, 14*(3), 127-129.

Hughes, J. R., & Oliveto, A. H. (1997). A systematic survey of caffeine intake in Vermont. *Experimental and Clinical Psychopharmacology, 5*(4), 393-398. http://dx.doi.org/10.1037/1064-1297.5.4.393

Jordan SJ, Purdie DM, Green AC, Webb PM. Coffee, tea and caffeine and risk of epithelial ovarian cancer. Cancer Causes Control. 2004;15:359–365

Justinova Z., Panlilio L.V., Goldberg S.R. (2009) Drug Addiction. In: Kendall D., Alexander S. (eds) Behavioral Neurobiology of the Endocannabinoid System. Current Topics in Behavioral Neurosciences, vol 1. Springer, Berlin, Heidelberg

Kawachi I, Willett WC, Colditz GA, Stampfer MJ, Speizer FE. A Prospective Study of Coffee Drinking and Suicide in Women. *Arch Intern Med.* 1996;156(5):521–525. doi:10.1001/archinte.1996.00440050067008

Kaffee in Zahlen, 2018. Aus: https://www.tchibo.com/servlet/cb/1248650/data/-/Kaffeereport2018.pdf

Khairnar, A., Plumitallo, A., Frau, L., Schintu, N. and Morelli, M. (2010). Caffeine enhances astroglia and microglia reactivity induced by3,4-methylenedioxymethamphetamine ('ecstasy') in mouse brain.Neurotox. Res. 17, 435–439.

Ishitani, K., Lin, J., Manson, J. E., Buring, J. E., & Zhang, S. M. (2008). Caffeine consumption and the risk of breast cancer in a large prospective cohort of women. *Archives of internal medicine, 168*(18), 2022–2031. doi:10.1001/archinte.168.18.2022

International Coffee Organization (2019). Aus: http://www.ico.org/icohistory_e.asp

Jabbar, S.B., & Hanly, M.G. (2013). Fatal caffeine overdose: a case report and review of literature. *The American journal of forensic medicine and pathology, 34 4*, 321-4 .

Jones, S.R., & Fernyhough, C. (2009). Caffeine, stress, and proneness to psychosis-like experiences: A preliminary investigation.

Jugendschutzgesetz (2019). Aus: https://www.gesetze-im-internet.de/juschg/BJNR273000002.html

Lucas, P. B., Pickar, D., Kelsoe, J., Rapaport, M., Pato, C., & Hommer, D. (1990). Effects of the acute administration of caffeine in patients with schizophrenia. *Biological Psychiatry, 28*(1), 35-40.

http://dx.doi.org/10.1016/0006-3223(90)90429-6

Marshall JF, Berrios N, Sawyer S (1980) Neostriatal dopamine and sensory inattention. J Comp Physiol Psychol 94:833–846

Magkos, Faidon & Kavouras, Stavros. (2005). Caffeine Use in Sports, Pharmacokinetics in Man, and Cellular Mechanisms of Action. Critical reviews in food science and nutrition. 45. 535-62. 10.1080/1040-830491379245.

Malerba, S., Turati, F., Galeone, C. et al. Eur J Epidemiol (2013) 28: 527. https://doi.org/10.1007/s10654-013-9834-7

National Gerographic Sociey (2019). Aus: https://www.nationalgeographic.de

Nehlig A, Debry G. Caffeine and sports activity: a review. Int J Sports Med. 1994;10:215–223. doi: 10.1055/s-2007-1021049

Ochiishi, T., Saitoh, Y., Yukawa, A., Saji, M., Ren, Y., Shirao, T., Miyamoto, H., Nakata, H., Sekino, Y. (1999). High level of adenosine A1 receptor-like immunoreactivity in the CA2/CA3a region of the adult rat hippocampus. Neuroscience. 93(3).

Palatini P, Benetos A, Julius S. Impact of increased heart rate on clinical outcomes in hypertension: implications for antihypertensive drug therapy. Drugs. 2006;66(2):133–44.

Patat, A.A., Rosenzweig, P., Enslen, M., Trocherie, S., Miget, N., Bozón, M.V., Allain, H., & Gandon, J. (2000). Effects of a new slow release formulation of caffeine on EEG, psychomotor and cognitive functions in sleep-deprived subjects. *Human psychopharmacology, 15 3*, 153-170.

Pechlivanova DM, Tchekalarova JD, Alova LH, Petkov VV, Nikolov RP, Yakimova KS. Effect of long-term caffeine administration on depressive-like behavior in rats exposed to chronic unpredictable stress. Behav Pharmacol. 2012;23(4):339–347

Popoli, Patrizia & Giménez-Llort, Lydia & Pezzola, Antonella & Reggio, Rosaria & Martinez, Emili & Fuxe, Kjell & Ferré, Sergi. (1996). Adenosine A1 receptor blockade selectively potentiates the motor effects induced by dopamine D1 receptor stimulation in rodents. Neuroscience Letters. 218. 209-213. 10.1016/S0304-3940(96)13143-8.

Richards, G., & Smith, A. P. (2016). A Review of Energy Drinks and Mental Health, with a Focus on Stress, Anxiety, and Depression. *Journal of caffeine research, 6*(2), 49–63. doi:10.1089/jcr.2015.0033

Rihs, M., Müller, C., & Baumann, P. (1996). Caffeine consumption in hospitalized psychiatric patients. *European Archives of Psychiatry and Clinical Neuroscience, 246*(2), 83-92.

http://dx.doi.org/10.1007/BF02274898

Salmi, P., Chergui, K. & Fredholm, B.B. J Mol Neurosci (2005) 26: 239. https://doi.org/10.1385/JMN:26:2-3:239

Sanchez-Ortuno M , Moore N , Taillard J , et al. Sleep duration and caffeine consumption in a French middle-aged working population. Sleep Med 2005;6(3):247–251.15854855

Seely, D., Szczurko, O., Cooley, K., Fritz, H., Aberdour, S., Herrington, C., ... Guyatt, G. (2013). Naturopathic medicine for the prevention of cardiovascular disease: a randomized clinical trial. *CMAJ : Canadian Medical Association journal = journal de l'Association medicale canadienne, 185*(9), E409–E416. doi:10.1503/cmaj.120567

Seifert, S.M., Schaechter, J.L., Hershorin, E.R., & Lipshultz, S.E. (2011). Health Effects of Energy Drinks on Children, Adolescents, and Young Adults. *Pediatrics.* 2011;127(3):511-528

Sigmon, S. C., Herning, R. I., Better, W., Cadet, J. L., & Griffiths, R. R. (2009). Caffeine withdrawal, acute effects, tolerance, and absence of net beneficial effects of chronic administration: cerebral blood flow velocity, quantitative EEG, and subjective effects. *Psychopharmacology, 204*(4), 573–585. doi:10.1007/s00213-009-1489-4

Silva-Cavalcante MD, Correia-Oliveira CR, Santos RA, Lopes-Silva JP, Lima HM, Bertuzzi R, et al. (2013) Caffeine Increases Anaerobic Work and Restores Cycling Performance following a Protocol Designed to Lower Endogenous Carbohydrate Availability. PLoS ONE 8(8): e72025. https://doi.org/10.1371/journal.pone.0072025

Smith, A. (2002). Effects of caffeine on human behavior. Food and Chemical Toxicology. 40(9). https://doi.org/10.1016/S0278-6915(02)00096-0

Smith, Barry & Osborne, Amanda & Mann, Mark & Jones, Heather & White, Thomas. (2004). Arousal and behavior: Biopsychological effects of caffeine.

Smith, B.D., Gupta, U., Gupta, B.S., (2006). Caffeine and Activation Theory. CRC Press.

Swift, C.G. & Tiplady, B. Psychopharmacology (1988) 94: 29. https://doi.org/10.1007/BF00735876

Temple, J.L. (2019). Review: Trends, Safety, and Recommendations for Caffeine Use in Children and Adolescents. *Journal of the American Academy of Child and Adolescent Psychiatry, 58 1*, 36-45 .

The Roast and Post Coffee Company (2019). Aus: https://www.roastandpost.com

Uhde TW. Caffeine provocation of panic: a focus on biological mechanisms. In: Ballenger JC, editor. Neurobiological aspects of panic disorder. New York: Alan Liss, 1990: 219-242.

Ungerstedt U (1971a) Stereotaxic mapping of the monoamine pathways in the rat brain. Acta Physiol Scand Suppl 367:1–48

Ungerstedt U (1971b) Striatal dopamine release after amphetamine or nerve degeneration revealed by rotational behaviour. Acta Physiol Scand Suppl 367:49–68

Ungerstedt U (1971c) Postsynaptic supersensitivity after 6-hydroxydopamine induced degeneration of the nigro-striatal dopamine system. Acta Physiol Scand Suppl 367:69–93

Ungerstedt U (1971d) Adipsia and aphagia after 6-hydroxydopamine induced degeneration of the nigro-striatal dopamine system. Acta Physiol Scand Suppl 367:95–122

United States Census Bureau (2019). Aus: https://www.census.gov

Wang, L., Shen, X., Wu, Y., & Zhang, D. (2016). Coffee and caffeine consumption and depression: A meta-analysis of observational studies. *The Australian and New Zealand journal of psychiatry, 50 3*, 228-42.

Wang, H.R., Woo, Y.S., & Bahk, W. (2015). Caffeine-induced psychiatric manifestations: a review. *International clinical psychopharmacology, 30 4*, 179-82.

Watson, E. J., Banks, S., Coates, A. M., & Kohler, M. J. (2017). The Relationship Between Caffeine, Sleep, and Behavior in Children. *Journal of clinical sleep medicine : JCSM : official publication of the American Academy of Sleep Medicine, 13*(4), 533–543. doi:10.5664/jcsm.6536

Weinberg, B.A., & Bealer, B.K., (2002). The World of Caffeine: The Science and Culture of the World's Most Popular Drug. Psychology Press.

Wise, R. A., & Bozarth, M. A. (1987). A psychomotor stimulant theory of addiction. *Psychological Review, 94*(4), 469-492. http://dx.doi.org/10.1037/0033-295X.94.4.469

World Health Organization. (2015) . ICD-10 : international statistical classification of diseases and related health problems : tenth revision, 2nd ed

BEI GRIN MACHT SICH IHR
WISSEN BEZAHLT

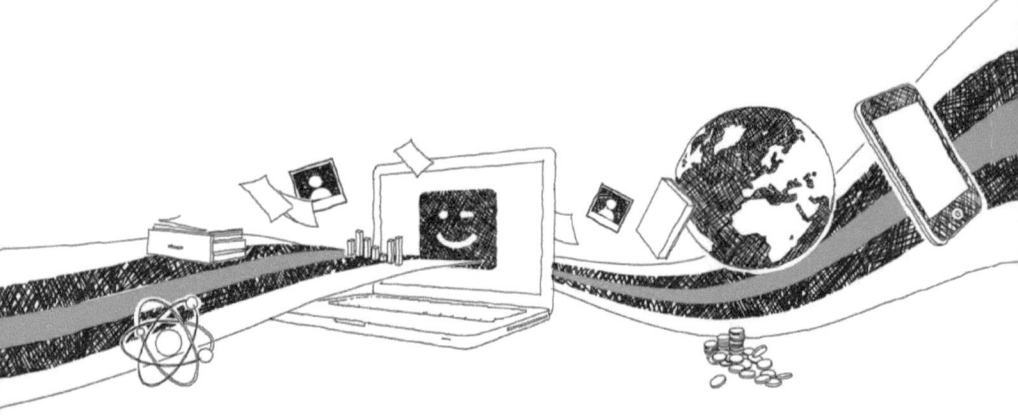

- Wir veröffentlichen Ihre Hausarbeit,
  Bachelor- und Masterarbeit

- Ihr eigenes eBook und Buch -
  weltweit in allen wichtigen Shops

- Verdienen Sie an jedem Verkauf

Jetzt bei www.GRIN.com hochladen
und kostenlos publizieren

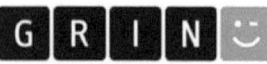